Kaspar Hauser's

Verwundung, Krankheit

und

Leichenöffnung.

Vom

Dr. Heidenreich,

pract. Arzte &c. in Ansbach.

Aus v. Gräfe's und v. Walther's Journ. für Chirurgie und Augenheilk. Bd. XXI. besonders abgedruckt.

Berlin, 1834.

Bei G. Reimer

Ein räthselhaftes Wesen hat den Schauplatz des Lebens verlassen. Dunkel ruht auf seinem Eintritt in die Welt, Dunkel umhüllt sein Scheiden. Nur der Himmel kennt des Schicksals Wege!

Ob Fürstensohn oder Betteljunge, ob schuldloser Gegenstand der grausamsten Misshandlung oder verächtlicher Betrüger, ob schmählicher Selbstmörder oder der ruchlosesten Bosheit blutiges Opfer — keines Menschen Zunge hat es ausgesprochen, keines Geistes Tiefe hat es ergründet, ein dichter Schleier birgt dieses Menschen Verhängniss.

Merkwürdig ist dieser Mensch geworden, und wenn auch unbedeutend in seiner Persönlichkeit, so lässt doch das Seltsame seines Erscheinens und Verschwindens im Leben furchtbare Verbrechen an Leib und Seele ahnen, und reisst unwillkührlich zur Theilnahme an einem Individuum hin, welches den schauderhaftesten Ereignissen zum Spiele geworden ist.

Ferne aber von allen Vermuthungen, über die man in Mund und Schrift der Worte genug gemacht, ferne von der Meinung des Publikums, das wie der Wechselwind bald dieser bald jener Richtung folgt, unbekümmert um die Ansichten ausgezeichneter Männer, die für diese oder jene Meinung stritten, und unbekannt endlich mit den Resultaten der ausgedehntesten Criminaluntersuchungen, weise ich alles Ungewisse und Zweifelhafte von der Hand, nur an das mich haltend, was als Thatsache zu verbürgen ist.

Sonnabends den 14. December 1833, Nachmittags gegen 4 Uhr wurde ich von dem auf der Strasse an mir vorübereilenden Lehrer *Mayer* gebeten, den *Kaspar Hauser* zu besuchen, der so eben im hiesigen Hofgarten in die Brust verwundet worden sei.

Ich begab mich unverzüglich in dessen Wohnung, und fand daselbst in seinem Zimmer den *Kaspar Hauser* auf einem Sopha ausgestreckt, in halb liegender halb sitzender Stellung, die Füsse gegen den Boden herabhangend, mit dem Leibe auf der rechten Seite liegend.

Er war noch nicht ausgekleidet, hatte noch seinen Rock an, unter diesen die Weste, ein flanelles Kittelchen und ein feines Hemd. Die Kleider und das Hemd waren vorn auseinandergezogen, die Brust entblösst, mit Blut befleckt. Das Hemd war ebenfalls blutig, von nicht sehr vielem aber hellrothem Blute geröthet.

Das Gesicht war blass, entstellt, etwas verzerrt, kühl, die Hände kalt, der Puls klein, schwach, selten, unterdrückt, der Herzschlag selten und sehr schwach. Sprache war nur mit Mühe möglich, er brachte nur einzelne Worte hervor, „es thue ihm wehe," „er könne nicht schnaufen" u. s. w. Tiefes Einathmen war vollkommen unmöglich, Husten und Blutauswurf waren nicht vorhanden.

Ich schloss aus den so eben geschilderten Erscheinungen auf eine ernstliche Verletzung und unternahm zuerst die äussere Besichtigung der Wunde.

Die verletzte Stelle befand sich dritthalb Zolle unter der linken Brustwarze, drei Zoll von der Medianlinie des Körpers, nach meiner Vermuthung zwischen der sechsten und siebenten Rippe: denn genau konnten die Rippen wegen Fettigkeit des Körpers nicht gezählt werden.

Die Wunde selbst an der bezeichneten Stelle war scharf geschnitten, mit zwei vollkommen scharfen Enden, sie war schräg von Oben und Hinten nach Unten und Vorn verlaufend, von einem Winkel zum andern drei Viertheil Zoll lang, die Ränder kaum eine Linie klaffend, so dass sie nur von einem bis weit nach Oben scharf zweischneidigen Instrumente veranlasst worden sein konnte.

Rock, Weste, Hemd, waren eben so scharf durchschnitten, und bestätigten die Vermuthung, über die Gestalt des verletzenden Instrumentes, so wie sie die grosse Gewalt, mit welcher der Stich geführt sein musste, beurkundeten.

Es zeigte sich in der Umgebung der verletzten Stelle kein Emphysem, auch drang aus der Wunde weder Blut noch Luft.

Ich entkleidete nun den Verletzten und unternahm eine innere Untersuchung der Wunde; dazu brachte ich den Kranken zuerst in eine sitzende und dann halb stehende Situation, mit nach Vorne gebeugten Körper und Kopfe, welchen letztern ich an meiner Brust zu stützen suchte.

In dieser Stellung brachte ich den kleinen Finger der rechten Hand in die Wunde, der allerdings unter der Zellhaut nicht sogleich die wahre Richtung des Wundkanals entdecken konnte, auch stiess ich auf eine Rippe, die meinen Forschungen ein Ziel zu setzen schien.

Da ich aber wohl sahe, dass die oben angegebenen Zufälle von einer nur die äussern Bedeckungen treffenden, oder auch bis auf die Rippe durchdringenden Verletzung nicht veranlasst werden konnten, auch die Gestalt und das äussere Ansehen der, wie es hiess, gestochenen Wunde mit der bis jetzt gefühlten Seichtigkeit derselben unverträglich war, so suchte ich weiter, und bald fand ich unmittelbar von der Rippe selbst ausgehend in der Richtung von Oben nach Unten und Vorn nach Hinten den Wundkanal.

Mit geringer Mühe gelangte der kleine Finger durch die Muskelwunde, stiess an der einen Seite auf ein Paar Fleischfasern und fühlte es ganz deutlich, als er auch durch eine mit den Muskeln nicht zusammenhängende Membran, deren Oeffnung etwas enger schien, als die der Fleischwunde, in den freien Raum der Brusthöhle drang.

Der Finger konnte sich nun frei in der Brusthöhle bewegen, und nachdem er etwas leeren Raum in derselben durchdrungen hatte, stiess er in eine Tiefe von fünf Viertheil oder anderthalb Zollen von der äussern Wunde an gerechnet, auf einen in der Brusthöhle befindlichen, glatten, schlüpfrigen, aber nicht ganz ebenen Körper, der beinahe etwas wie eine Furche mit zwei seitlichen Erhabenheiten fühlen liess.

Ich hielt Anfangs diesen Körper für das gleichfalls durch die Verletzung getroffene Herz und glaubte in den gefühlten Unebenheiten, in der Furche eine Wunde der Substanz desselben, und in den seitlichen Erhabenheiten deren Ränder zu erkennen.

Da ich aber vor der innern Untersuchung mich vom Vorhandensein des Herz- und Pulsschlages überzeugt hatte, und nun in der verhältnissmässigen Zeit gar keine Bewegung, gar keine Zuckung des berührten Körpers fühlte, so glaubte ich die linke Lunge berührt zu haben.

Da der Verletzte sehr über Schmerzen klagte, so

konnte und wollte ich die Untersuchung nicht länger fortsetzen, zumal da mein therapeutischer Zweck, zu ermitteln, ob die Wunde penetrirend und eine innere Blutung zu besorgen sei, bereits erreicht war.

Blutdurchgang oder Blutung aus der Wunde war bei der Untersuchung nicht erfolgt, auch hätte die Schiefheit der Wunde nach Unten dem Blute kaum den Austritt gestattet.

Ich brachte nun den entkleideten Kranken zu Bette; Puls und Gesicht waren wie Oben angegeben, der Herzschlag selten, langsam, schwach, dem Ohre fast plätschernd vernehmbar, als ob das Herz in einer Flüssigkeit sich bewege.

Ich machte kalte Ueberschläge über die Wunde, wollte kühles Getränk reichen, was aber der Kranke anzunehmen sich weigerte, und war so eben im Begriff einen Aderlass vorzunehmen, als der Stadtgerichtsarzt, der alsbald gerufen war, eintrat.

Kurze Zeit hierauf kam auch der hiesige Landgerichtsarzt, welchen man als früheren und bisherigen Arzt des Verletzten von dem Vorfalle benachrichtigt hatte. Desgleichen traf auch bald eine Commission des hiesigen Stadtgerichtes ein, der die Sache auf meine Erklärung, dass die Wunde sehr gefährlich sei, unverzüglich war angezeigt worden.

Seinem früheren Arzte klagte der Verwundete über Schmerzen am Halse und der linken Schulter — Erscheinungen, die man bereits als konsekutive Nervenzufälle, höchst wahrscheinlich als Folgen der Verletzung des Zwerchfells oder Zwerchfellsnerven betrachten musste.

Der Stadtgerichtsarzt übernahm nun die Behandlung des Kranken von Amts wegen, ich trat also zurück, und hatte auf das ärztliche Verfahren durchaus keinen Einfluss mehr.

Dieser Arzt erklärte sich sogleich über den Zustand der Wunde folgendermaassen:

„Bei sogleich vorgenommener Untersuchung fand man an der linken Seite der Brust zwei Zoll unter der Brustwarze und vier Zoll von der Mitte des Brustbeins entfernt, eine von Hinten nach Vorne schief abwärts laufende, drei Viertel Zoll lange Wunde. Beim Auseinanderziehen der Wundletzen zeigte sich etwas Fett.

Mittelst einer Sonde konnte man nur durch die fleischigen Bedeckungen, aber nicht in die Brusthöhle gelangen.

Uebrige Erscheinungen und Befinden. Blasses eingefallenes Aussehen, verminderte Hautwärme, langsamer, schwacher Puls, kurzer beengter Athem; mittelst Auskultation war bei der Pulsation des Herzens ein abnormes Geräusch wahrzunehmen."

Um 7 Uhr Abends hatte sich am Befinden des Kranken nichts verändert. Es wurde ohne besondere Beschwerde das Hemd gewechselt.

Abends halb neun Uhr besuchte ich den Kranken wieder. Das Befinden war im Ganzen dasselbe, doch eher etwas gebessert als verschlimmert.

Der Herzschlag war derselbe geblieben, der Puls hatte sich etwas gehoben, war etwas frequenter und voller. Die Temperatur der Haut hatte sich etwas erhöht, der Schweiss war warm. Es hatte sich aber auch etwas Delirium eingestellt.

Nachdem ich mich nunmehr überzeugt hatte, dass der Gerichtsarzt die Behandlung des Kranken wirklich übernommen und das ihm nöthig scheinende Verfahren bereits eingeleitet habe, konnte ich, ohne zudringlich zu sein, den mir allerdings höchst interessanten Patienten nicht ferner beobachten, und habe daher vom Sonnabend Abend bis zum Dienstag Abend, also drei mal vier und zwanzig Stunden, den Kranken nicht gesehen,

Die Beobachtungen des behandelnden Gerichts-Arztes waren aber folgende:

„Sonntag den 15. December Morgens 8 Uhr. Während der Nacht war etwas Schlaf eingetreten. Aussehen, Athem, Puls wie gestern. Uebelkeit, Neigung zum Erbrechen, welches auch einmal erfolgt ist. Schmerzhaftes Drücken in der Magengegend gegen die Brust aufwärts. Schmerzen an beiden Seiten des Halses, besonders beim Schlingen. Durst bei feuchter Zunge.

Mittags 12 Uhr. Sehr eingefallenes blasses Gesicht, grosse Schwäche, kaum fühlbarer Puls, mehr Schmerz und grosse Beengung.

Nachmittags 3 Uhr. Etwas lebhafteres Aussehen, kräftigerer Puls, schmerzhaftes Athmen, angeblich blutige Sputa, Durst, Ekel vor Nahrung.

Abends 7 Uhr. Minderung der Brustbeschwerden und des Durstes; ruhigerer Zustand.

Montag den 16. December Morgens 8 Uhr. Es war eine unruhige Nacht. Gelbe Hautfarbe, ikterischer Urin, Schmerzen in der Magen- und Lebergegend, das Gesicht noch mehr eingefallen, sehr schwacher schneller Puls, kurzer Athem, feuchte blasse Zunge, Durst. Die Wunde ist mit einem Blutschorf bedeckt.

Mittags hatte der Kranke etwas Schleim genossen, alle übrige Umstände waren wie Morgens.

Abends 5 Uhr. Patient fühlt sich etwas besser. Allgemeiner gelinder Schweiss, weniger Durst, aus der Wunde schwitzt etwas Blut und dünnes Eiter.

Dienstag den 17. December Morgens. Es waren um 3 Uhr und 7 Uhr breiartige braune Stuhlausleerungen erfolgt, worauf sich etwas Schlaf, der die ganze Nacht gefehlt hatte, einfand. Uebrigens sehr gelbe Hautfarbe, sehr kleiner schneller Puls, Magen- und Lebergegend sehr schmerzhaft, grosser Durst, feuchte Haut.

Mittags 12 Uhr. Patient wurde seit zwei Stunden verhört, sprach ziemlich leicht, der Puls etwas lebhafter.

Nachmittags 2 Uhr. Patient ist sehr matt, athmet sehr kurz, Puls kaum fühlbar.

Abends halb 7 Uhr. Kaltes eingefallenes Gesicht, kalte Extremitäten mit kaltem Schweisse bedekt, sehr kurzer Athem, an den Händen kein Puls. Alle Zeichen des herannahenden Todes."

An diesem Abende gegen 7 Uhr wurde ich wieder eiligst gerufen, nachdem der behandelnde Arzt nicht sehr lange erst den Kranken verlassen hatte.

Der Patient hatte wegen einer Ausleerung aus dem Bette verlangt, war da noch kälter geworden, es hatte sich ein Stickanfall eingestellt, der das Leben zu enden drohte, weshalb ich, als der zunächst wohnende Arzt schleunigst zur möglichsten Hülfe herbeigeholt wurde.

Ich fand den Kranken mit entstelltem Gesichte, ohne Bewusstsein, auf dem Deckbette liegend, die Augen nach Oben verdrehend, Gesicht kalt, Hände kalt, kalter Schweiss ihn überziehend, das Athmen sehr kurz und beengt, der Herzschlag schwach, der Puls kaum mehr zu fühlen, unter dem Finger verschwindend.

Er erkannte die Umstehenden nur in einzelnen Momenten, mich erkannte er nicht, begriff es auch nicht, als ich ihm sagte warum ich da sei. Er äusserte einzelne Worte: „dass er nicht zu Hause sei, dass man ihn heim bringen solle, sagte, dass er sterben müsse, fragte, wo er sich befinde" u. s. w.

Beruhigendes Zusprechen, Auftröpfeln und Bestreichen mit Salmiakgeist, die Anwendung eines Senfteiges, Bedeckung und äussere Erwärmung und alle in solchen Fällen erforderliche Mittel wurden in Anwendung gebracht, konnten aber natürlich dem Sterbenden nichts nützen.

Er kam später noch etwas mehr zu Bewusstsein, betete, gab Antworten auf einige über sein Befinden gestellte Fragen, und so erfolgte Abends 10 Uhr, 78 Stunden nach der Verletzung ein sanfter und stiller Tod.

Dem Leser meiner Abhandlung wird sich die ganz natürliche und verzeihliche Neubegierde aufdrängen, wie sich denn diese Verwundung zugetragen habe?

Um dieser einigermassen zu entsprechen, und weil es gewissermaassen auch zur Sache gehört, möge eine kurze Schilderung des Vorfalles gestattet werden.

Voraussetzen muss ich aber, dass der Leser mit *Kaspar Hauser's* Namen und Schicksal, seinem ersten Erscheinen in Nürnberg am 26. Mai 1828, und den darauf gefolgten Vorfällen nicht ganz unbekannt, und aus des Staatsraths v. *Feuerbach* oder einer andern Schrift, wenigstens von dem Allgemeinsten, was *Hauser* betrifft, unterrichtet sei.

Auch muss ich noch anführen, dass, während ich dieses schreibe, Resultate von den Untersuchungen der Justiz- und Polizei-Behörden nicht bekannt geworden sind — daher ein allenfalsiger Irrthum im Nichtärztlichen meiner Darstellung, Entschuldigung finden möge.

Nachdem *Hauser* in der Grossmuth des Lord *Stanhope* reichliche Unterstützung gefunden hatte, wurde er einem hiesigen Lehrer, Herrn *Mayer*, in

Kost, Pflege und Unterricht gegeben und beschäftigte sich in letzter Zeit nebenbei mit Schreiben in der Kanzlei des hiesigen Appellationsgerichts.

Sonnabends den 14. December, einem trüben, nebligen Tage, Nachmittags gegen 4 Uhr sah die Magd des Hauses, in welchem Lehrer *Mayer* wohnte, den *Kaspar Hauser* mit vorgespreizten Händen, etwas nach Vorwärts gebeugt, nach Hause eilen, so dass sie aurief: „O seht doch, der *Hauser* ist in den Koth gefallen!" Der Sohn des Hausbesitzers aber, der *Hausern* unsicher und etwas wankend gehen sah, meinte dagegen; „Nicht doch, der *Hauser* ist betrunken!"

Hauser eilte aber die Treppe hinauf, klingelte heftig, gab der betroffenen Hausfrau, die die Thüre öffnete, auf ihre ängstliche Frage keine Antwort, stürzte in das Zimmer, stiess in einen Zustand von Schrecken und Verwirrung einige Worte von einem Mordversuche gegen ihn aus, fasste den Lehrer *Mayer* bei der Hand, zog ihn aus dem Zimmer, die Treppe hinab, zum Hause hinab, zum Hause hinaus, gegen den Hofgarten zu, und erst unterwegs konnte *Mayer* aus ihm herausbringen, dass im Hofgarten in der Nähe des *Uz*'schen Denkmals ein Mann mit schwarzem Schnurrbart und blauem Mantel ihm einen Beutel habe geben wollen und mit einem langen Messer ihn in die Brust gestochen habe. Der Mann sei in entgegengesetzter Richtung davon gelaufen.

Unterdess waren *Mayer* und *Hauser* bis in die Nähe des Hofgartens gekommen, und es beredete *Mayer* nun den Verwundeten umzukehren, unter der Voraussetzung, dass der Mann mit schwarzem Schnurrbart und blauem Mantel wohl nicht mehr im Garten werde zu finden sein, so wie er überhaupt bei der geringen Verblutung auf die Meinung gerieth, dass sich *Hauser* bloss verstelle.

Erst auf dem Rückwege sank *Hauser* fast zusammen, raffte nur mit Anstrengung sich auf, und wurde nur mit Mühe und *Mayer's* Unterstützung in das Haus und auf sein Zimmer gebracht.

Es wurde nach Aerzten geschickt, der Stadtgerichts-Arzt gerufen und der Landgerichts-Arzt, als des Kranken früherer Arzt, von dem Vorfalle in Kenntniss gesetzt, ehe aber diese noch ankamen, wollte *Mayer* die Sache der Polizei-Behörde anzeigen, und auf dem Wege dahin begegnete er mir und bat mich, als den ersten Arzt, den er sähe, dem Verwundeten die möglichste Hülfe zu leisten.

Auffallend ist es, wie der Verwundete bei der Grösse seiner Verletzung, die erst aus der Leichenöffnung sich ergab, den weiten Weg, den er wirklich machte, zurücklegen konnte, ohne früher Zufälle zu erleiden, als es wirklich geschah.

Vom *Uz'*schen Denkmale bis zum Thore des Hofgartens sind ungefähr 300 Schritte, vom Gartenthore bis zu *Mayer's* Wohnung wohl über 900, und hat nun der Verwundete den letztern Weg dreimal gemacht, so ergiebt sich eine Strecke von mehr denn 3000 Schritten, die er zurücklegte, ehe Zufälle eintraten.

Der Beutel, von dem *Hauser* gesprochen hatte, wurde gefunden. Er enthielt ein verkehrt geschriebenes, also nur durch den Spiegel lesbares Billet:

„*Hauser* wird es Euch ganz genau erzählen können, wie ich aussehe und woher ich komme.

Dem *Hauser* die Mühe zu ersparen will ich es Euch selber sagen.

Woher ich komme — —

Ich komme von — — der bayerischen Gränze — vom Flusse — — — —

Ich will Euch sogar noch den Namen sagen

M. L. Oe."

Es ist dieses Billet im Originale verkehrt geschrieben, hat einen Schreibfehler „denn *Hauser*" statt „dem *Hauser*," und dem Style nach, nur viel kürzer, allerdings einige entfernte Aehnlichkeit mit dem Briefe, mit dem in der Hand *Hauser* in Nürnberg zuerst gefunden wurde.

Ein Instrument, womit die That geschehen sein konnte, wurde nicht gefunden, kann aber leicht in die in mehreren Windungen vorüberfliessende Ratzot geworfen worden sein.

Es lag an diesem Tage ein erst in der vorhergehenden Nacht gefallener unbedeutender Schnee. Es müssen in demselben in dem, um diese Jahreszeit wenig besuchten Hofgarten, die Spuren von mehr oder weniger Fusstritten zu entdecken gewesen sein, was die gerichtliche Untersuchung ergeben wird.

In den ersten Tagen nach der Verwundung war die Stimmung des Publikums sehr gegen *Hauser*, da man ihm entweder wirklich Selbstmord zutraute, oder es noch wahrscheinlicher fand, dass er Betrug und Täuschung übe, um durch einen neuen scheinbaren Mordversuch irgend eine Absicht zu erreichen.

Ob und welche mehr oder minder gegründete Ursachen zu einem solchem Verdachte vorhanden waren, ist mir unbekannt. Ich hörte wenigstens seit einem zweijährigen Aufenthalte *Hausers* dahier nicht das Mindeste, was zu einer solchen Voraussetzung Anlass zu geben, oder die Meinung zu rechtfertigen vermöchte, dass man sich zu ihm des Einen oder des Andern versehen könnte.

Als aber die Leichenöffnung die Grösse der Wunde, die er kaum selbst hätte sich beibringen können, ergeben hatte, war die Mehrheit wieder gereizt, an Meuchelmord zu glauben.

Wie es scheint ist mir jetzt gar nichts erwiesen, und Alles noch so räthselhaft, als ich es in den ersten Zeilen dieser Abhandlung angegeben habe.

Diese Darstellung des Vorfalles stützt sich, wenn auch nicht auf offizielle, doch auf solche glaubwürdige Nachrichten, welche durch Thatsachen ausser Zweifel gesetzt werden, die ich daher schon deswegen berühren musste, weil sie mit der Schilderung des Aerztlichen innig verbunden, und dem Leser zum freien Ueberblick der ganzen Sache und Gestaltung eines selbstständigen Urtheils unentbehrlich sind.

Den 19. December Vormittags 9 Uhr, 35 Stunden nach dem Tode wurde die gerichtliche Leichenöffnung vorgenommen.

Der Leichnam lag auf einem Tische, Todtenflecken waren bemerklich am Rücken und an den Extremitäten, grünliche Flecken am Unterleibe, als Spuren beginnender Verwesung.

Die Spuren der vorhandenen Gelbsucht zeigten sich vornämlich am Gesichte und auf der Brust, auch an den Extremitäten.

Die Gesichtszüge waren wenig entstellt, jedoch mit dem Ausdrucke tiefen Schmerzes.

Eine anderthalb Zoll lange in der Quere verlaufende, mit den unterliegenden Theilen nicht verwachsene Hautnarbe zeigte sich an der Mitte der Stirne, eine unebene Narbe, wie von einem geheilten tiefen Geschwüre, am rechten Ellenbogengelenke, zwei Hautähnliche Warzen an der rechten Wange und eine am Jochbein, eine Linsenförmige Warze am rechten Vorder-Arme, deutliche Impfnarben am rechten

Ober-Arme unter dem Deltamuskel, zwei flachere unbestimmte Narben am linken Ober-Arme an ähnlicher Stelle.

Die Wunde der Brust war mit einem Pflaster bedeckt und sonst zeigte sich nichts auffallendes am ganzen Leichnam.

Dritthalb Zoll unter der linken Brustwarze, drei Zolle von der Mitte des Körpers entfernt, befand sich die drei Viertheil Zoll lange, zwei Linien klaffende, schräg von Hinten nach Vornen abwärts stehende, etwas eiternde Wunde.

Verschiedene Sonden drangen unter die Zellhaut ein, konnten aber den rechten Wundkanal nicht verfolgen.

Bei Zurücklegung der Haut und des Zellgewebes ergab sich, als man von Unten und der Seite an gegen die Brust aufwärts präparirte, schon drei Zolle unterhalb der äussern Hautwunde ein Blutextravasat. Das Zellgewebe war röthlich mit Blut unterlaufen, und nun fand es sich, dass die innere Wunde der Muskeln von der äussern der Haut sich nur dritthalb Zolle verschoben hatte, und die Muskelwunde um so viel tiefer nach Unten stand, als die äussere Hautwunde.

Die Muskelwunde erschien nun zwischen der sechsten und siebenten Rippe in den die Rippen bedeckenden und Zwischenrippenmuskeln. Die Umgebung knisterte, es floss etwas Jauche aus, die Muskelsubstanz war mit den Fingern zerreibbar und man hielt diese Stelle für gangränös.

Nun lag die Fleischwunde zwar deutlich vor Augen, aber die Sonde wollte immer noch nicht eindringen. Erst als man am untern Rande des grossen Brustmuskels die Zacken des äusseren schiefen Bauchmuskels und grossen Sägemuskels entfernt hatte, drang

die

die Sonde wie von selbst ohne Mühe durch die Interkostalmuskeln in die Tiefe ein, und zwar mehr in der Richtung von Oben nach Unten und etwas von Links nach Rechts, den Körper in aufrecht stehender Situation betrachtet.

Die Ablösung des Brustbeins zeigte nichts besonderes, als man aber die Rippen der rechten Seite wegnahm, um sich zur Untersuchung der Linken mehr Raum zu verschaffen, flossen aus der rechten Brusthöhle vier bis sechs Unzen dunkelrothes flüssiges Blut aus.

Wo dieses Extravasat hergekommen sei, darüber hat die anatomische Untersuchung des Leichnams keine Aufklärung gegeben; denn eine Verletzung der Lunge oder eines Gefässes wurde nicht aufgefunden.

Bei Eröffnung des Herzbeutels flossen sechs bis acht Unzen gelbe wässrige, wie es Anfangs schien, mit Eiterflocken gemischte Flüssigkeit. Die ganze innere Wand des Herzbeutels, seine ganze Höhle sowohl, als die grossen Gefässe, so weit sie sich in demselben befinden, waren mit einer ziemlich festen Pseudomembran bedeckt. Dieselbe hatte an der Seite, womit sie am Herzbeutel anlag, ein mehr seröses, an der innern dem Herzen selbst zugekehrten Seite ein mehr flockiges Ansehen, wie sehr lange mazerirte Haut.

Im Grunde des Herzbeutels, namentlich auf der untern Wand desselben, die das Zwerchfell bildet, lag auf der krankhaft gebildeten Membran eine grosse Menge weissliches, breiartiges, schmutzig gelb aussehendes Exsudat in solcher Quantität, dass man es mit der Hand herausschöpfen konnte.

Es war dieses dieselbe Masse, aus der die Pseudomembran bestand, nur war diese Masse noch von breiartiger flüssigerer Consistenz, und noch nicht in ein häutiges oder anderes Pseudogebild umgewandelt. Etwas davon war als flockige Masse mit dem Wasser des Herzbeutels gleich nach der Eröffnung desselben ausgegossen.

Auch das Herz selbst war über und über mit dieser Membran überzogen, ebenfalls so, dass die glatte Fläche dem Herzen, die flockige dem Herzbeutel zugekehrt war, und das Herz selbst durch diesen Ueberzug ganz schmuzig gelb aussah.

Nach Ablösung dieser Haut zeigte sich das Herz an mehreren Stellen entzündet, indem diese Stellen mehr oder minder, heller oder dunkler geröthet erschienen.

Die Wunde hatte den Herzbeutel getroffen uud nachdem an der Spitze des Herzens, die sehr entzündet schien, ein wenig ganz fest aufsitzendes Exsudat vorsichtig abgeschabt worden war, ergab sich eine kleine Wunde an der Spitze des Herzens selbst, ungefähr einen Drittheil Zoll lang und eine Linie tief.

Die Substanz des Herzens war gesund, im rechten Ventrikel befand sich etwas geronnenes Blut, aber seröse Concremente (sogenannte Herz- oder Sterbe-Polypen) waren weder im Herzen noch in den grosseu Gefässen vorhanden.

Die rechte Lunge war gesund, an der hintern Fläche etwas schwärzlich.

Bei der Eröffnung der linken Brusthöhle flossen gegen acht bis zehn Unzen einer wässrig blutigen Flüssigkeit ab, die linke Lunge war sehr nach hinten gedrängt und erschien herausgenommen an ihrer äussern Oberfläche mit einem dicken bräunlichen Exsudate bedeckt, das sich ebenfalls als häutige Fetzen von der Lungensubstanz abziehen liess, über anderthalb bis zwei Linien dick, die ganze äussere Fläche der Lunge überzog, aber doch weniger zur selbstständigen Membran gebildet war, als das Exsudat des Herzbeutels.

Das so eben angegebene Extravasat der linken Brusthöhle befand sich aber nicht im Brustfellsacke, sondern zwischen Pleura- und Interkostalmuskeln ergossen, und floss aus, sobald man die Rippen entfernte, ehe noch der Pleurasack geöffnet war.

Eine Verwundung oder Verletzung wurde an beiden Lungen nicht entdeckt, an den grossen Gefässen zeigte sich durchaus nichts abnormes und alles übrige war in der Brusthöhle gesund und ohne Fehler.

Die Wunde drang nun an der Stelle, an der die Spitze des Herzens liegt, die sie selbst verletzt hatte, durch den fleischigen Theil des Zwerchfelles in den Unterleib.

Die Zwerchfellswunde war etwas schmaler als die äussere, ungefähr nur einen halben Zoll lang, dagegen etwas weiter klaffend gegen einen Viertel Zoll, so dass sie einem verschobenen Viereck ähnelte.

Bei Eröffnung des Unterleibes floss sogleich eine Menge weisslicher schleimiger Flüssigkeit aus, die alsbald für den Inhalt des Magens anerkannt wurde.

Die Wunde war durch das Zwerchfell in den linken Rand des kleinen Leberlappens, der sich sehr weit nach Links erstreckte, gedrungen, hatte diesen Lappen einen halben Zoll von seinem linken Rande durchbohrt und auch noch eine penetrirende Verletzung der Wandungen des Magens veranlasst, so dass der Inhalt des Magens in die Unterleibshöhle ausgeflossen war.

Die Wunden des Zwerchfelles und Leberlappens waren übrigens eben so scharf geschnitten an ihren Winkeln, als die äussere Hautwunde im ersten Augenblicke nach der Verletzung beobachtet worden war, nur dass Zwerchfell- und Leberwunde etwas kürzer in ihrem Längendurchmesser erschienen.

Der Magen war in der Art verletzt, dass sich die Wunde an der obern und vordern Fläche, ungefähr in der Mitte zwischen Cardia und Fundus befand, sich über einen Zoll in die Länge erstreckte und die Wandungen gestreift hatte, und zwar so, dass an den äussern Enden der Wunde, nur die seröse Haut, mehr nach Innen die Muskelhaut und in der Mitte auch die Schleimhaut, letztere ungefähr in der Länge von zwei Linien durchschnitten war, so dass eine starke Rabenfeder in die Oeffnung hätte eingebracht werden können.

Die Gedärme waren an der äussern Seite, mit der sie an den Bauchdecken anlagen, geröthet, jedoch ohne entzündet zu sein. Die Netze waren missfarbig und mager. Die Flüssigkeit des Magens war im ganzen Unterleibe verbreitet, hatte sich in das kleine Becken, bis zum S. romanum und Rectum hinab gesenkt, und von diesen Darmgebilden an waren nach aufwärts fast alle Gedärme der linken Seite auf ihrer äussern Fläche mehr oder weniger entzündet und brandig.

So war die äussere Fläche des S. romani schwärzlich, mit Blut unterlaufen, brandig. Nach der Durchschneidung zeigte sich die innere Fläche gesund. So war auch das Colon descendens mehr auf der äussern als innern Fläche brandig.

Am meisten brandig war die untere und hintere Fläche des Magens in der Gegend zwischen Cardia und Fundus, gerade derjenigen Stelle entgegengesetzt, wo die obere und vordere Fläche verwundet war.

Diese Stellen waren schwarz und brandig in grosser Ausdehnung, die innere Fläche allerdings ebenfalls von durchgreifendem Brande entfärbt, aber nur an kleinere Stellen und es war deutlich genug zu erkennen, dass der Brand von Aussen ausgegangen war und sich nur nach Innen verbreitet hatte. Die Wandungen des Magens waren übrigens an einzelnen Stellen so zerstört und mürbe, dass einzelne brandige Parthieen bei vorsichtigem Herausnehmen des ganzen Magens von selbst zerrissen.

Die Leber, namentlich der linke Lappen, der verletzt worden war, war ganz mürbe und breiartig, so dass in der Umgebung der Wunde eine Sonde nach allen Richtungen in der Lebersubstanz bewegt werden konnte. Auch die Substanz der gesammten Leber war erweicht.

Die gesammte Leber war sehr gross und der kleine Lappen erstreckte sich ungemein weit nach Links hinüber.

Die Gallenblase erhielt eine schwärzliche, schmierige, ziemlich konsistente, fast sulzige Flüssigkeit, ähnlich der natürlichen Farbe einer durchschnittenen Milz.

Die Milz selbst war ohne Fehler und gesund.

Die Nieren waren gesund, die linke in ihrer äussern Umgebung etwas dunkler aussehend, als die rechte.

Die Harnblase war entleert und gesund.

Die Hoden waren im Hodensacke und gesund, wie sich schon bei der äussern Besichtigung ergeben hatte.

Der Schädel schien etwas niedrig, wie von Oben nach Unten zusammengedrückt, namentlich vom Scheitel an gegen die Stirne hin.

Die Schädelknochen waren etwas dick, sonst erschien nichts auffallendes an ihnen.

Das Gehirn schien im Ganzen klein, abnormes war nichts daran zu bemerken.

Die Blutleiter der zarten und die Venen der

weichen Hirnhaut waren ziemlich mit schwärzlichem Blute angefüllt.

Der Sichelfortsatz der zarten Hirnhaut war derb und fest und reichte sehr weit zwischen den Hemisphären herab.

Uebrigens waren Hirn und Häute gesund, Rinden- und Marksubstanz normal.

Das kleine Hirn schien im Verhältniss zum grossen ziemlich gross und entwickelt, die hintern Lappen des grossen Hirns wollten das kleine nicht so recht bedecken, wie es sonst natürlich ist. Das grosse Hirn erschien in diesem Verhälnisse ziemlich klein.

Das Hirn nun herausgenommen und durch Horizontalschnitte untersucht, gab nichts besonderes abnormes.

Die grosse Commissur des grossen Hirnes war sehr stark ausgebildet. Desgleichen waren die Sehhügel gross und ausgezeichnet.

Die Plexus chorioidei waren natürlich, im rechten Seitenventrikel etwas Serum, im linken nicht. Die Vierhügel waren sehr klein.

Die Blättchen im sogenannten Lebensbaume des kleinen Hirns waren ausgezeichnet deutlich und sehr zahlreich vorhanden.

An der Basis des Gehirnes und den hier entspringenden Nerven war nichts Auffallendes oder Abweichendes zu bemerken.

An der knöchernen Basis des Schädels war allerdings sehr auffallend die abgesonderte Lage des mittleren Hirnlappens, die durch das besonders hoch stehende Felsenbein und den ebenfalls sehr hoch nach oben stehenden Schwerdtfortsatz des Keilbeines wie in einem rundlichen, vertieften Neste lagen.

Die Vertiefungen und Erhabenheiten an den Knochen waren an dieser Stelle ausgezeichnet. Die Erhabenheiten der Knochen ragten hier als bedeutende, über einen Viertheil ja gegen einen Drittheil Zoll hohe Spitzen und Zacken, wie man in Landschafts-Gemälden entfernte Gletscher zeichnet, gegen die Basis des Hirns herauf.

Auch waren diese spitzigen zackigen Knochenbildungen auf beiden Seiten nicht gleich, sondern auf der rechten Seite grösser und stärker, als auf der linken.

Die Windungen an der Oberfläche des Hirnes im Allgemeinen schienen nicht sehr zahlreich und fein, im Gegentheil derber, gröber, überhaupt schienen am ganzen Gehirne mehr einzelne Massen, z. B. Commissur, Sehhügel u. s. w. gross und stark entwickelt, das Hirn im Ganzen aber von nicht besonders feiner und zarter Structur und Construktion zu sein.

Nach dem Ergebnisse der Leichenöffnung glaube ich nun, bei meiner Untersuchung der Verletzung mit der Spitze des Fingers das Zwerchfell und dessen Wunde berührt zu haben.

So viel der Thatsachen. In den Folgerungen daraus sind diejenigen, die befugt und unbefugt darüber urtheilen, in ihren Meinungen und Ansichten theils übereinstimmend, theils sehr verschieden.

Ueber die Gefährlichkeit der Verletzung und die Tödtlichkeit der Wunde sind alle Stimmen einig.

Die Wunde hatte zwischen der 6ten und 7ten Rippe die äussern Bedeckungen getroffen, war am Rande des grossen Brustmuskels durch die Dentationen des Säge- und schiefen Bauch-Muskels und durch die Zwischenrippen-Muskeln gedrungen, hatte ihren Weg durch den Herzbeutel genommen und das Herz selbst an der Spitze verletzt, sie hatte endlich den fleischigen Theil des Zwerchfells durchbohrt, den Rand des linken Leberlappens durchstochen und eine penetrirende Wunde in den Wandungen des Magens veranlasst.

Diese letztere Wunde, die Verletzung des Magens, der nun seinen Inhalt in die Unterleibshöhle ergiessen und Entzündung und Brand erzeugen musste, muss auch um so mehr und in allen Fällen für tödtlich erklärt werden, als diese Wunde nicht entdeckt werden konnte, und auch bei der genauesten Erkenntniss keine Hülfe hätte Statt finden können, zumal da der Magen nicht durch die äussern Bedeckungen des Unterleibes, sondern von der Brusthöhle aus verletzt worden war.

Abgesehen nun von der Magenwunde, würden auch die Leber- und Zwerchfells-Wunden, deren erstere baldige Erweichung und Entartung der Lebersubstanz, namentlich in der Umgebung der verletzten Stelle, und letztere fast augenblicklich eintretende konsekutive Nervenzufälle an der linken Schulter und am Halse veranlasste, ebenfalls tödtlich geworden sein.

Wenn Herzbeutel- und Herz-Wunden auch mitunter geheilt werden, so wären doch in diesem individuellen Falle durch die ungemeine Reizung zu Lympherguss, plastischem Exsudat und Pseudogebild auch diese Verletzungen durch Herzbeutel-Wassersucht und exsudirte Pseudomembranen bestimmt und in kaum viel späterer Zeit, als der Brand der Eingeweide des Unterleibes tödtlich geworden.

Endlich die äussere Wunde, auch nur bis an und zu dem Herzbeutel durchdringend betrachtet, wäre durch das aus den Verzweigungen der Interkostalgefässe und aus der äussern Fläche des Herzbeutels und der Pleura abgesonderte, und zwischen Brustfell und Zwischenrippen-Muskeln ergossene Extravasat in der Folge unfehlbar tödtlich geworden.

Es liegt also hier eine vierfache Tödtlichkeit der

Wunde vor, und darüber sind die Ansichten auch so ziemlich einstimmig.

Das in der rechten Brusthöhle befindliche Extravasat floss aus, als man dieselbe eröffnete. Man wollte diese Blutansammlung als Ergiessung aus der bei der Leichenöffnung verletzten Schlüsselbeinvene erklären, da aber aus dieser Vene gewöhnlich nur ganz schwarzes Blut ausfliesst, und auch bei dieser Leichenöffnung aus andern grossen Venen der Brust und des Unterleibes ebenfalls nur ganz schwarzes gestocktes Blut ausfloss, das vorgefundene aber nur dunkelroth und flüssig war, auch eine Verletzung der gedachten Vene sich hätte ergeben müssen, so möchte ich dieser Ansicht nicht beitreten, obgleich ich bei Abwesenheit einer Entzündung der rechten Pleura und vollkommener Integrität der Lunge die Veranlassung dieses Extravasates nicht zu erklären vermag.

Auch über die Grösse des Extravasates in der linken Brusthöhle könnte sich ein kleiner Anstand ergeben, wenn man annähme, dass bei der auch noch so vorsichtigen Entleerung des Herzbeutels, etwas von dieser Flüssigkeit zwischen die Pleura und Interkostalmuskeln geflossen wäre. Jedenfalls befand sich aber demnach dort ein Blutextravasat, indem die hinweggeflossene Flüssigkeit nur reines mit Flocken gelblichen Exsudates vermengtes ganz helles Wasser gewesen sein konnte, bei Entfernung der linken Rippen aber blutige, dünnere und hellere Flüssigkeit als aus der rechten Brusthöhle entleert wurde.

Ob aber Hauser ein Leben, in welchem er die Stelle des raffinirtesten Betrügers zu spielen wusste, durch schmerzvollen Selbstmord geendet hat, oder ob er als unschuldiges Opfer einer verabscheuungswürdigen Unthat fiel, darüber sind die Ansichten derer, die berufen und unberufen das Urtheil sprechen, sehr verschieden.

Während die eine Meinung die Unmöglichkeit zu beweisen sucht, dass Hauser eine solche Wunde sich selbst habe beibringen können, und mit Bestimmtheit annimmt, dass diese Verletzung nur durch ein Banditen-Messer und nur von einem geübten Mörder habe geschehen können, erklärt die andere Ansicht mit eben so viel Gründen und Festigkeit, dass dieser Streich habe tödten wollen, eben so gut aber von eigener, als von fremder Hand habe geführt werden können.

Die Wichtigkeit der Sache und Merkwürdigkeit dieser, von zwei erfahrnen sachverständigen, zum Ausspruche berufenen Männern, erhobenen Widersprüche gestattet etwas ausführlichere Darstellung.

Die äussere Wunde befand sich dritthalb Zoll unter der linken Brustwarze, drei Zoll von der Mittellinie des Körpers entfernt, und das unterste Ende derselben befand sich am Magen, an der Gränze der grossen und kleinen Curvatur, d. h. an der obern und vordern Fläche, so ziemlich in der Mitte zwischen Cardia und Fundus. Betrachtet man nun den Körper in aufrechter Stellung, so verlief der Wundkanal in dreifach schiefer Richtung von Oben nach Unten, von Links nach Rechts und von Vorne nach Hinten.

Auch war der Streich nicht in einer ganz gerade stehenden, sondern in einer etwas nach Vorwärts gebeugten Stellung geführt worden; denn in dieser Situation, halb stehend, halb sitzend, etwas nach Vorne gebeugt, konnte ich mit dem Finger in die Wunde eindringen, bei mehr horizontaler Lage im Bette dagegen hatten die äussere und innere Wunde, und zwar, wie die Leichenöffnung ergab, die äussere über zwei Zolle nach Oben sich verschoben, woraus erhellt, dass über die Stellung, in der die Verletzung vorfiel, kein Zweifel bestehen kann.

Versucht man es nun an sich selbst, mit einer und der andern Hand, die man auf die Stelle der äussern Wunde auffallen lässt, die Richtung des Wundkanales einzuhalten, so ist solche kaum zu treffen, und fast jedesmal wird in diesem Falle die Richtung des Instrumentes einen stumpfern Winkel mit der Scheitellinie des Körpers bilden, d. h. in mehr horizontaler Richtung von Vorn nach Hinten treffen.

Dagegen ist diese Richtung von fremder Hand sehr leicht einzuhalten, und alles ist viel leichter erklärbar, wenn man annimmt, dass ein vor *Hauser* stehender Mann ihm diese Verletzung beigebracht habe.

Es wird ferner der Selbstmörder in der angegebenen Stellung kaum die Kraft haben, einen solchen gleichförmigen Stoss durch den wattirten Rock, Kittelchen, Weste und Hemd noch vier bis fünftehalb Zolle tief in Brust und Unterleib zu treiben.

Dass aber dieser Stoss in einem einzigen kräftigen Zuge geführt worden sei, geht aus der Richtung und Gleichförmigkeit der Wunde genugsam hervor.

Auch dieses spricht also gegen den Selbstmord und für Verletzung durch fremde Hand.

Noch ein Fall wäre denkbar, dass *Hauser* das Instrument mit der linken Hand angesetzt und angesetzt und gehalten, mit der rechten aber, oder gar mittelst eines in derselben geführten Körpers aufgeschlagen, und auf diese Weise das Messer hineingetrieben habe.

Auf solche Weise hätte er zwar leicht die Richtung der Wunde, keineswegs aber deren Gleichförmigkeit bewirken können, indem nur eine sehr bedeutende Gewalt, die kaum anzunehmen ist, das Instrument so tief führen konnte, und ausserdem er bei

Schmerzgefühl gezukt haben müsste, wodurch die Wunde ungleichförmig geworden wäre.

Nimmt man dagegen aber an, wie von glaubwürdigen Beobachtern versichert wird, dass *Hauser* in der linken Hand mehr Fertigkeit und Kraft besessen habe, als in der rechten, so bedarf es dieser Gründe gegen den Selbstmord weniger, und derselbe ist dadurch wieder leichter zu erklären.

Woher sollte aber der genau beobachtete *Hauser* das Mordwerkzeug erhalten haben? zumal da es kein Instrument des gewöhnlichen Lebens, nicht einmal ein gewöhnlicher Dolch gewesen sein sollte. Es bedarf aber hiezu keines Banditenmessers, indem ein sogenannter Niederländer Dolch vollkommen geeignet ist, eine solche Wunde zu bewirken.

Wie hätte aber *Hauser* diesen sich verschaffen sollen, ohne dass es hätte ermittelt werden können?

In einer Stadt, wie Ansbach, wäre *Hauser*, der Kauf eines Dolches und sein Tod durch gewaltsame Verwundung zu auffallend, als dass es sich nicht schon ergeben haben sollte, es müsste denn *Hauser* sich schon lange mit diesem Plan herumgetragen und bei einem früheren Aufenthalte in Nürnberg sich den Dolch zu verschaffen gewusst haben.

Warum noch Rock und Kleider durchstossen wenn er die Brust treffen wollte?

Die Stelle des Einstiches war übrigens dort gewählt, wo Jeder das Herz am deutlichsten schlagen fühlt, es also am sichersten zu treffen glaubt, und hiezu bedarf es keines geübten Mörders.

Wollten wir nun die Sache moralisch fassen, so lässt sich fragen, wie sollte der lebenslustige *Hauser* der, wie er selbst sagte, so kurz zu leben erst angefangen, der, wenn ich nicht irre, erst wenige Tage vor seiner Verwundung geäussert hatte, er möge wohl gerne Offizier werden, wenn es nur keinen Krieg gebe und er nicht verwundet oder gar todt geschossen würde, wie sollte der selbstgefällige, gutmüthige, tändelnde, feigherzige *Hauser* zum ernstlichen Entschlusse des Selbstmords kommen und zu einem so gewaltigen Streiche gegen sich selbst ausholen? er, den ein Federmesser, den eine Toilettenscheere in Mädchenhand zu erschrecken vermochte.

Nach tiefem Gefühle und Ausspruche der Allermeisten, die *Hauser* früher und näher kannten, ist ein Selbstmord mit dem Charakter dieses Menschen vollkommen unverträglich.

Angenommen aber auch, er habe täuschen wollen, um durch einen scheinbar erneuten Mordversuch auf sein Leben die Gunst seiner Gönner, das Intresse des Publikums, die Zuneigung des schönen Geschlechtes sich in erhöhtem Grade zu erwerben, und es sei der Versuch nur etwas zu übel abgelaufen, so lässt sich hierauf mit Recht entgegnen, wer durch Betrug und Täuschung sein Dasein verbessern will, ergreift wahrlich nicht die Massregeln um es ganz zu vernichten; und dass man eine solche Wunde sich aus Unwissenheit und Unerfahrenheit zufügen könne, überhaupt dass man so etwas zum Spasse treibe, möge mir Niemand einwenden.

Sanft und ruhig, ohne Feindschaft oder Hass ist *Hauser* gestorben. Unter seinen letzten Worten gehörte: „Warum sollte ich Zorn oder Groll hegen, da mir Niemand etwas gethan hat." Auch dieses hat man auf Selbstmord gedeutet.

Vergleicht man mit allem diesem nun noch die Beobachtung unsers hiesigen Stadtgerichl. Arztes, dass alle von fremder Hand Verwundete ängstlich über ihre Verletzung sind und Besorgniss über ihr Schicksal äussern, Selbstmörder dagegen sich nicht um ihre

Wunden kümmern, gleichgültig bleiben und ihren Zustand kaum einer Frage würdigen, wie letzteres von *Hauser* geschah, so gewinnt die Ansicht für den Selbstmord wieder mehr Wahrscheinlichkeit, wenn man Erfahrungen des gewöhnlichen Lebens auf diesen ausserordentlichen Fall in Anwendung bringen darf, und der Widersprüche ist kein Ende.

Je weniger aber diese Zweifel zu lösen sind, und je mehr der ruhige Beobachter durch das Heer der Widersprüche nur in Verwirrung, aber nicht zur Klarheit kommt, um so lieber wird der Leser dieses Feld verlassen und nur vom berichtenden Arzte noch einige Aufklärung fordern, ob die Leichenöffnung vielleicht Resultate geliefert habe, die sich auf *Hauser's* früheres Verhältniss beziehen — Momente, die untergehen, wenn sie jetzt nicht gerettet und erhalten werden.

Diejenigen aber, die zuviel fordern könnten, mögen bedenken, dass ein Leichnam, der an einem trüben Tage, in einem engen Zimmer, einer mit allen Formalitäten vor sich gehenden, ununterbrochen über 7 Stunden dauernden gerichtlichen Obduction unterworfen wird, nicht der Gegenstand von Studien und Versuchen werden kann, und es möge daher dem Verfasser dieser Mittheilungen, dem nur als Beobachter und Zuschauer die Anwesenheit gestattet war, entschuldigt werden, wenn er zu physiologischen Untersuchungen weder Zeit noch Raum gefunden hat.)

Die wesentlichsten dieser Resultate sind aber folgende.

Bei der äussern Besichtigung des Leichnams war nichts besonders auffallendes zu bemerken.

Die Oberschenkel waren allerdings stark, dick, voll, aber die angeblich früher vorhandene übermässige Stärke des grossen äussern und innern Schenkelmuskels (Vastus) wurde nicht vorgefunden.

Die Kniekehle war allerdings etwas weniger ausgehöhlt, platter aufliegend, als sie in der Regel gefunden wird. Wenn man aber annimmt, dass Gefäss- und Wadenmuskeln durch das Liegen des Leichnams auf dem Brette ebenfalls etwas platter gedrückt waren, so erschien auch hier nichts ausgezeichnetes.

Die Leber war sehr gross und hypertrophisch. Dem Landgerichtsarzte, der sich gutachtlich auszusprechen hatte, konnte es daher nicht entgehen, dass diese Vergrösserung und Hypertrophie mit *Hauser's* früherer Einkerkerung in Verhältniss zu setzen sei, indem auch Thiere, denen man in engen Käfigen wenig Bewegung gestattet, grosse Leber bekommen. Aus dem Drucke der vergrösserten Leber erklärte derselbe, der auch *Hauser's* früherer Arzt gewesen war, das fortwährende Aufstossen nach dem Genuss auch jeder Speise, über welches *Hauser* so häufig klagte, welche Erscheinung aber auch, nächst leicht und bald vorübergehenden Rückenschmerzen, die er sich einmal durch eine Erkältung zugezogen hatte, die einzigen Krankheitszufälle waren, die an *Hauser* während seines zweijärigen Aufenthaltes dahier beobachtet wurden.

In Uebereinstimmung mit den verhältnissmässig kleinen Lungen finde auch ich die Vergrösserung der Leber ganz natürlich, indem diese beiden Organe sich physiologisch bedingen als Ausscheidungsorgane des Kohlenstoffes, die Leber im Fötus für die Lunge funktionirt und in der Thierreihe um so mehr hervortritt, jemehr die Lunge sich zurückzieht.

Konnte sich bei weniger Bewegung und in der dumpfen Luft des Kerkers die Lunge nur wenig entwickeln, so musste das Uebergewicht auf die Leber fallen.

Ist es aber ausgemacht, dass *Hauser* lange Zeit nur Kohlenstoff haltende Vegetabilien (trocknes Brod) und kein stickstoffhaltiges Fleisch zur Nahrung erhalten hatte, so wurde durch vermehrtes Bedürfniss den Kohlenstoff auszuscheiden, auch die Vergrösserung der Leber und die dicke, zähe, schwärzliche Galle bedingt.

Umgekehrt aber beweisen diese Erscheinungen für *Hauser's* früheres Verhältniss, für seine Einkerkerung in einem dumpfen Loche und Ernährung durch Pflanzenkost.

Eine frühere Untersuchung über vorhandenen oder mangelnden Stickstoffgehalt des Urins hätte diesen Beweis vervollständigen können.

Sonst wurde in Brust- und Unterleibshöhle nichts Seltsames, Abweichendes oder Auffallendes gefunden.

Etwas schwieriger und verwickelter ist die Untersuchung und Beurtheilung des Gehirns.

Ueber den namentlich vom Scheitel gegen die Stirne zu etwas niedergedrückten Schädel, die ziemliche Dicke der Knochen, den weit herein ragenden Sichelfortsatz der harten Hirnhaut — über die Kleinheit des Gehirns im allgemeinen, die relativ geringe Masse des grossen, und bedeutende Grösse des kleinen Hirns, über die der Zahl nach wenigeren, aber dem Ansehen nach grösseren und gröberen Windungen an der Oberfläche, das besondere Hervortreten einzelner Massen im Innern, namentlich im grossen Gehirne, und endlich über einige Eigenthümlichkeiten der Schädel-Basis — habe ich mich schon im Leichenbefunde ausgesprochen. Alle diese Momente schienen mir auf mangelhafte Entwicklung des Hirnorgans zu deuten.

Als

Als dasselbe herausgenommen war, wurde die Kleinheit der hintern Lappen des grossen Hirnes, die auseinander fielen und das kleine nicht decken wollten, noch auffallender, und diese Erscheinung hatte einige, wenn gleich nur entfernte Aehnlichkeit mit dem Aussehen, wie *Carus* (Versuche über das Nervensystem. Tafel V. Figur 21.) das Hirn des Marders, oder *Tiedemann* (Bildungsgeschichte des Fötushirns (Tafel III. Figur 1.) das Hirn des menschlichen Fötus abgebildet haben.

Nach phrenologischen Grundsätzen, Schädel und Hirn zu untersuchen, um aus der äussern Bildung auf das Vorhandensein oder den Mangel gewisser Neigungen, Gefühle und Triebe zu schliessen, wäre höchst interessant gewesen, konnte aber nicht geschehen, und wäre es auch wirklich geschehen, so möchte ich bei der Unsicherheit dieser Lehre die Zahl der Zweifel und Widersprüche nicht noch mehr vergrössern.

Uebrigens konnte ich während der Untersuchung des Gehirnes das Gefühl, und während ich dieses schreibe, das Wort „thierähnliche Bildung" nicht unterdrücken.

In diesem Falle war nicht nur geistige Entwicklung durch mangelhafte Bildung des Hirnorganes gehemmt, sondern das Organ blieb in seiner Entwicklung zurück durch Mangel aller geistigen Thätigkeit und Erregung.

Denn es ist ein Naturgesetz, dass jedes Organ und Gebilde, dass ungeübt und unbenutzt bleibt, den vollständigen Grad seiner möglichen Vollkommenheit nicht erreicht, oder von demselben zurücksinkt und verkümmert wird. Bis zum siebenten Jahre ist die materielle Entwicklung des Menschenhirns so ziemlich beendigt, haben aber vor dieser Zeit und nur dieselben Einflüsse Statt gefunden, die dessen naturgemässe Bildung hemmen und aufhalten konnten, so muss das Hirn auch in physischer und materieller Hinsicht auf der niedern Bildungsstufe stehen bleiben.

Nach dem angegebenen Naturgesetze, dass Uebung und Thätigkeit zur vollständigen Entwicklung eines Organes nöthig sei, und ohne dieselben auch die physische Organisation in ihrer Ausbildung zurückbleibe, musste die Hirnbildung auch im vorliegenden Falle geschehen.

Hat *Hauser* geraume Zeit vor dem siebenten Jahre seine Zeit in einem finstern Loche, im dumpfen Hinbrüten, ohne alle intellektuelle Thätigkeit und geistige Lebensreize, die zur Entwicklung des menschlichen Hirns nöthig sind, zubringen müssen, so musste auch seine Hirnbildung auf der thierähnlichen Stufe stehen bleiben, wie er selbst nur in thierischem Zustande gelebt hatte.

Hat aber die Leichenöffnung einen solchen unentwickelten Zustand in der physischen Hirnbildung wirklich nachgewiesen, so ist dieser Zustand auch genügender Beweiss, dass *Hauser* geraume Zeit vor seinem siebenten Jahre in die Lage, in der er so lange verharren musste, gebracht worden ist.

Waren aber darüber die Jugendjahre verstrichen, und hatte das Hirn seine physische Bildung auf dieser niedern Stufe vollendet, so konnte das Versäumte nicht mehr ersetzt werden.

Als er wirklich an das Licht und unter die Menschen getreten war, war es zu spät, als dass die intellectuellen Reize auf die Bildung des bereits gereiften, physisch ausgewachsenen, aber nur für diese niedere Stufe geistigen Lebens vollendeten Hirns noch hätten Einfluss äussern können.

Daher lassen sich die reissenden Fortschritte und

glänzenden Anlagen erklären, die *Hauser* anfangs verrieth, weil für sie das Hirnorgan schon gereift war, das bei Kindern sich erst auch noch physisch bilden muss, daher aber auch sein alsbaldiges Stehenbleiben an der Gränze des Mittelmässigen und Gewöhnlichen, weil das Hirn für höheres geistiges Leben nicht mehr umgebildet werden konnte.

Wäre *Hauser* früher gestorben, so würde man wohl mehrere und deutliche Spuren, die sein seltsames Schicksal der physischen Organisation aufgedrückt hatte, gefunden haben, die aber von der Natur unter den Verhältnissen des gewöhnlichen Lebens mehr oder minder verwischt worden sein mögen.

Wohl ihm, der es überstanden hat! Dem des Lebens Räthsel gelöst erscheinen. Möge der Himmel bald es fügen, dass der Menschen Augen das Dunkel dieser Wege des Schicksals durchdringe, damit dem Gefallenen Gerechtigkeit werde, in dieser wie in jener Welt!